Las enfermedades del corazón y la presión de la sangre alta

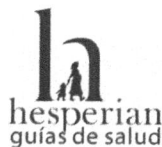

hesperian
guías de salud

Oakland, California, EE.UU.

SOLICITAMOS SU COLABORACIÓN: Les invitamos a compartir sus ideas, retroalimentación o sugerencias para mejorar este material y para reflejar mejor las experiencias y conocimientos de su comunidad y responder mejor a lo que usted necesita. Nos asociamos con personas y grupos en todo el mundo y en todo el país para validar nuestros contenidos, traducirlos y distribuirlos. Si les interesa ser parte de este esfuerzo global por crear materiales de salud prácticos y útiles, escríbanos a hesperian@hesperian.org.

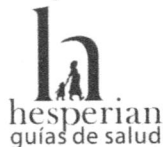

2860 Telegraph Avenue, Oakland, CA 94609, EE.UU.
tel: +1 (510) 845-4507
hesperian.org/home-espanol
hesperian@hesperian.org

hesperian
guías de salud

Contenido

Las enfermedades del corazón y la presión de la sangre alta

¿Qué son las enfermedades del corazón?

Nuestros cuerpos necesitan un corazón fuerte y sano para empujar la sangre a través de las arterias y venas, los tubos que llevan la sangre desde el corazón hacia todas las partes del cuerpo (tubos que se llaman arterias) y de regreso al corazón (que se llaman venas). Si las arterias están bloqueadas o se vuelven frágiles, no permiten que llegue suficiente sangre al corazón y el corazón se debilita. Y si el corazón está muy débil tendrá que hacer un mayor esfuerzo para empujar la sangre por el cuerpo y no lo hará tan bien.

La sangre lleva oxígeno y nutrientes a todo el cuerpo por lo que los problemas del corazón y de la circulación afectan a todo el cuerpo. Es cómo un sistema de agua: si la bomba trabaja muy duro, puede debilitarse; si está muy débil no le hará llegar agua a todas las casas; si los tubos están bloqueados, pasará menos agua; y en las casas donde no llega agua, probablemente habrán más enfermedades.

El corazón trabaja día y noche para mover la sangre por el cuerpo. Coloque sus dedos sobre el lado del cuello o en la muñeca para sentir el firme latido de su corazón.

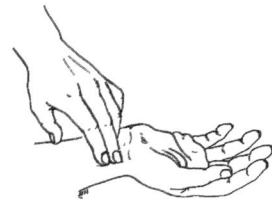

Los problemas de las arterias, las venas y de las válvulas (que están dentro del corazón) se llaman enfermedades del corazón. Las enfermedades del corazón más comunes (también llamadas enfermedades cardiovasculares) incluyen:

- **Endurecimiento de las arterias (arteriosclerosis):** Cuando las arterias se vuelven rígidas, estrechas o se obstruyen — a menudo por comer comida no saludable — la sangre no circula bien y ya no regrese suficiente sangre al corazón.

- **Insuficiencia cardíaca:** La insuficiencia cardiaca es cuando el corazón no es capaz de empujar la sangre bien y la sangre no llega a todas las partes del cuerpo. La persona se cansa con más facilidad porque le llega menos sangre a sus órganos, y como la sangre no fluye bien por el cuerpo, también puede causar que se hinchen las piernas y se acumulen líquidos en los pulmones.

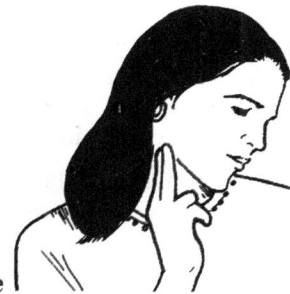

- **Ataque al corazón:** Cuando un bloque detiene el flujo de sangre dentro del corazón, el corazón se debilita y daña y no funciona de manera correcta. Esto es una emergencia (página 19).
- **Derrame cerebral:** Si se bloquea el flujo de sangre hacia el cerebro o un tubo pequeño, llamado vaso sanguíneo, se rompe dentro del cerebro, se produce daño cerebral. Esto es una emergencia (página 20).
- **Enfermedad reumática del corazón:** Es causada cuando una fiebre reumática durante la infancia no es tratada a tiempo y daña el corazón (página 22). Hay medicinas y también una operación simple para prevenir que se desarrolle la enfermedad.
- **Problemas del corazón en recién nacidos:** Un hoyo u otro defecto de corazón en los recién nacidos pueden causar problemas que solo se pueden corregir con cirugía. Se les conoce como defectos del corazón (página 23).

El corazón mueve la sangre por todo el cuerpo

El **corazón** está en el lado izquierdo del pecho. Su función es empujar la sangre por los tubos que la llevan a todo el cuerpo y de regreso al corazón. Si el corazón deja de bombear sangre, la persona muere. El flujo de sangre a través del cuerpo se llama **circulación**.

Los tubos se llaman **vasos sanguíneos**. Existen 2 tipos: las **arterias**, que van del corazón a los órganos y a otras partes del cuerpo, y las **venas**, que llevan la sangre de vuelta al corazón. Cuando la sangre pasa por los **pulmones** recoge el oxígeno del aire que respiramos.

El corazón es del tamaño de su puño y es como una casa que está dividida en habitaciones. La sangre va desde una habitación (**cavidad**) a otra, a través de las puertas (**válvulas**) que se abren y cierran. Las válvulas del corazón dañadas o que no funcionan bien pueden causar otros problemas del corazón.

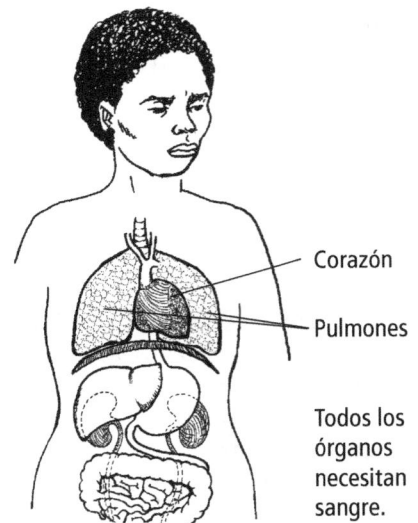

Corazón

Pulmones

Todos los órganos necesitan sangre.

¿A quiénes les da enfermedades del corazón?

La mayoría de las enfermedades del corazón se desarrollan por un largo tiempo antes de que haya señas. Ciertas condiciones a menudo causan enfermedades del corazón. Si una persona tiene 2 ó más de éstas, es más probable que tenga problemas del corazón en los próximos años:

- presión de la sangre más alta que 140/90 cada vez que es medida
- sobrepeso
- diabetes
- fumar tabaco
- ser un hombre mayor a los 55 años o una mujer mayor a los 65 años

Las personas que trabajan en salud pueden motivar a aquellas que tienen estas condiciones a monitorear su presión de la sangre, realizarse exámenes para diabetes y medir sus niveles de colestero (página 16).

Hay ciertos pasos que usted puede tomar para reducir su riesgo de problemas del corazón e incluso puede mejorar las enfermedades del corazón que ya tenga. Deje de fumar, controle su diabetes, coma menos sal y menos comida chatarra procesada, haga más ejercicio y baje su nivel de estrés. Estos cambios ayudan al corazón. Hable con su trabajadora de salud y vea la página 9.

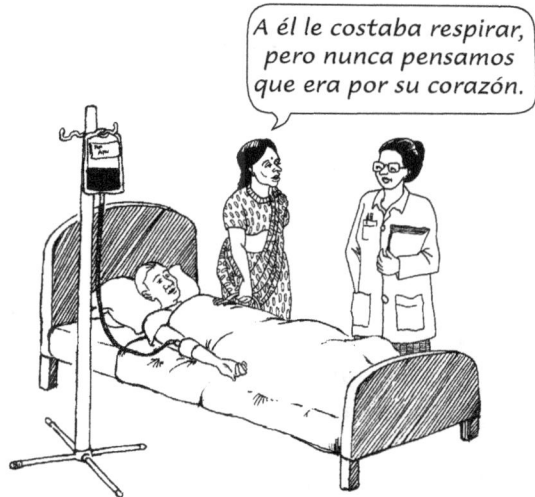

A él le costaba respirar, pero nunca pensamos que era por su corazón.

Un ataque al corazón o un derrame cerebral pueden parecer que ocurre de forma repentina, pero las enfermedades del corazón a menudo comienzan en la juventud y luego empeoran con el paso de los años.

Las enfermedades del corazón y la diabetes

Muchas de las personas con diabetes también tienen problemas del corazón. A menudo la diabetes va de la mano con las condiciones que hacen más probable tener alguna enfermedad del corazón, tales como: presión alta, nivel de colesterol alto, aumento de peso y no hacer suficiente ejercicio físico. Es por esto que las personas con diabetes deben monitorear su presión y las personas con presión alta deben realizarse exámenes para descartar la diabetes. Comer alimentos saludables, moverse más, no fumar tabaco y reducir el estrés ayudan a mejorar ambos problemas. Vea el capítulo La diabetes para más información.

Cómo revisar el corazón y el sistema circulatorio

Una trabajadora de salud puede medir qué tan bien funciona su corazón al:

- **Medir la presión de la sangre** (página 6). Esto permite evaluar si el corazón necesita hacer mucho esfuerzo para mover la sangre por el cuerpo. La presión que siempre es alta es una seña de advertencia de que ya existe un problema del corazón o que se puede desarrollar, como por ejemplo un ataque al corazón o un derrame cerebral.
- **Hacer un examen de la sangre para medir cuánto colesterol tiene.** El colesterol es un líquido graso que se produce en el cuerpo (página 16). El cuerpo necesita un poco de colesterol para funcionar, pero si hay demasiado es una seña de que pueden desarrollarse problemas del corazón.

Otras señas que pueden mostrar que hay problemas del corazón, en especial si las siente a menudo, son:

- Latidos del corazón muy rápidos, muy lentos o que siempre cambian (arritmia, página 17)
- Dolor en el pecho (angina, página 18)
- Dificultad para respirar o sentirse sin aliento
- Hinchazón en piernas y pies
- Dificultad para dormir acostado

Prevenir las enfermedades del corazón

La mayoría de las enfermedades del corazón son causadas por lo que comemos y por cómo vivimos. Pero no todo lo que afecta la salud del corazón está bajo nuestro control. ¿Podemos conseguir comida saludable a buen costo en nuestras comunidades? ¿Recibimos un salario que nos permite tener una vivienda digna y comida nutritiva? ¿Hay lugares seguros donde hacer ejercicio y donde los niños puedan jugar? ¿Vivimos donde hay mucha contaminación del aire y humo de tabaco? ¿Vivimos en constante estrés por el racismo, la pobreza, la discriminación y la violencia? Todas estas cosas afectan la presión de la sangre y las enfermedades cardiovasculares.

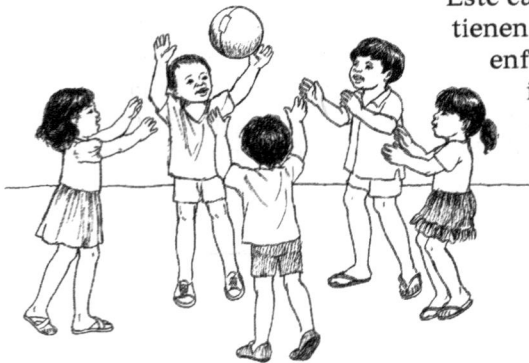

Este capítulo describe muchas de las cosas que tienen un impacto sobre si se desarrollan o no las enfermedades del corazón. Y a la vez comparte ideas de cómo las personas, sus familias y comunidades pueden prevenir los problemas del corazón para vivir mejor.

Cuando las niñas y niños pueden jugar de forma segura todos los días y tienen alimentos nutritivos para comer, tienen menos problemas de salud cuando crecen.

¿Qué es la presión de la sangre alta?

Medir la presión de la sangre nos permite saber cuánta fuerza hace el corazón para empujar la sangre hacia el cuerpo y de vuelta al corazón. Es normal que la presión suba o baje durante el día de acuerdo al ejercicio que hacemos, lo que comemos, cómo nos sentimos y otras cosas. Pero tener presión de la sangre alta seguido no es saludable. La presión alta (también llamada hipertensión) es una seña que el corazón tiene que esforzarse demasiado.

Bajar la presión en personas con presión alta les ayuda a vivir más tiempo. A veces se necesitan medicinas para bajar la presión, pero a menudo la presión se puede controlar con solo comer alimentos saludables, consumir menos sal y hacer más ejercicio. Dejar de fumar tabaco y de beber alcohol también ayuda. Y controlar la diabetes también beneficia al corazón. Existen muchas formas de bajar la presión de la sangre (página 9).

A veces no se sabe cuál es la causa exacta de que una persona tenga hipertensión. Al envejecer, las arterias se vuelven más rígidas y la presión va aumentando poco a poco. En el caso de algunas mujeres, el embarazo puede aumentar la presión. La presión alta puede también darse dentro de una familia, y si sus padres o familiares cercanos tienen este problema es posible que usted también lo tenga.

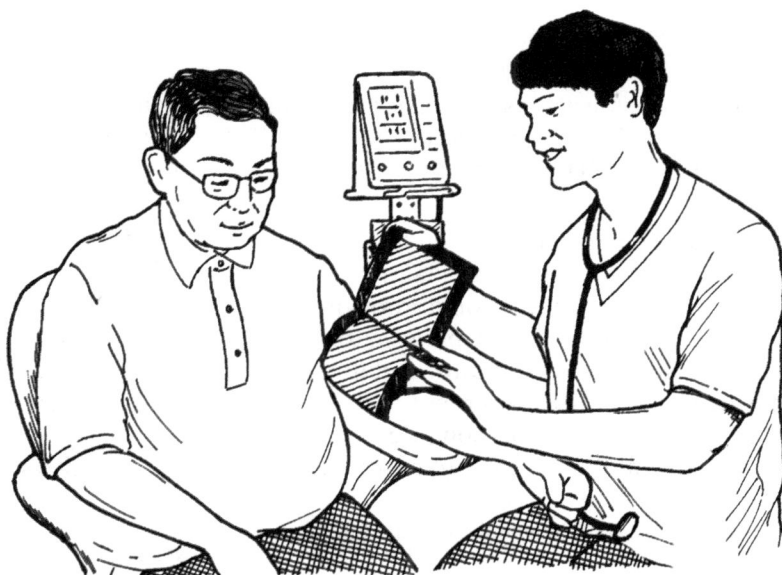

Medir la presión de la sangre

La presión de la sangre se mide con una máquina que tiene un manguito que se coloca alrededor del brazo desnudo. El manguito se aprieta y afloja y una trabajadora de salud (o la máquina misma) escucha el flujo de la sangre por encima del codo. El resultado son 2 números, escritos uno al lado del otro o uno arriba del otro, que muestran la medición de la presión. El primero (o el de arriba) muestra la fuerza en que la sangre es bombeada cuando late el corazón. Esta es la presión sistólica. Un resultado de más de 140 quiere decir que hay presión alta. El segundo número (o el de abajo) muestra la fuerza en que la sangre es bombeada cuando el corazón se relaja entre cada latido. Esta es la presión diastólica y es considerada muy alta si es mayor a 90.

La medición de la presión de la sangre (también llamada presión arterial o PA) tiene 2 números:

$$\text{PA } \frac{120}{80} \quad o \quad \text{PA } 120/80$$

120 es el número de arriba o lado izquierdo (sistólica)

80 es el número de abajo o lado derecho (diastólica)

Es usual que la presión varíe un poco cada vez que se mide.

Para la mayoría de las personas se considera normal y saludable tener una presión de menos de 120 en el número de arriba y menos de 80 en el número de abajo. Una presión con números más bajos es mejor, pero una presión muy baja puede ser dañina (página 8).

La persona puede sentirse nerviosa en la clínica y esto puede causar que le suba la presión. Ayúdela a relajarse unos minutos, con ambos pies apoyados en el suelo y sin hablar mientras le toma la presión. Si el resultado le parece alto, mídale la presión más de una vez. Tener un resultado alto no siempre significa que la persona tiene problemas de la presión. Después de un resultado alto, pídale a la persona que regrese en unos meses para volverle a medir la presión, o antes, de acuerdo al resultado.

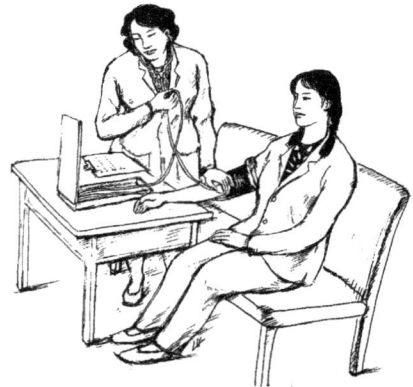

Cuando la presión de la sangre es alta

Se considera presión alta un resultado de más de 140/90 regularmente. Si la persona tiene otros problemas de salud, los números aceptables pueden ser mayores o menores. Por ejemplo, es normal que la presión suba un poco a medida que uno envejece y puede que no sea un problema para personas que no tienen otros problemas de salud. Si la presión regularmente es mayor a 130/80 ó va aumentando con el tiempo, trate diferentes formas de bajarla (página 9) y continúe midiendo la presión para ver cuáles funcionan.

En general las personas no notan señas de hipertensión a menos que su presión sea bastante alta. Desafortunadamente, que no haya señas no significa que no haya daño. La única manera de saber si tiene presión alta es midiéndosela.

Presión de la sangre muy alta (emergencia hipertensiva)

Un resultado de 180 ó más en el número de arriba (sistólica) o de más de 110 en el número de abajo (diastólica) puede ser una emergencia si la persona también tiene alguna de estas señas:

- Dolor de cabeza
- Visión borrosa
- Dolor en el pecho
- Falta de aire
- Sangre en la orina o dolor de costado (riñones)
- Convulsiones

Lleve a la persona a la clínica u hospital donde puedan darle medicinas para bajar la presión poco a poco. Bajar muy rápido la presión puede causar daño.

La presión alta y el embarazo

Las parteras o trabajadoras de salud le miden la presión a las mujeres embarazas durante cada visita. Es normal que la presión sea un poco más alta de lo normal durante los primeros 6 meses de embarazo. Una presión saludable es entre 90/60 y 140/90, y cuando no aumenta mucho durante el embarazo. La presión alta durante el embarazo causa que circule menos sangre y le llegue menos alimento al bebé y así causa que crezca más lento.

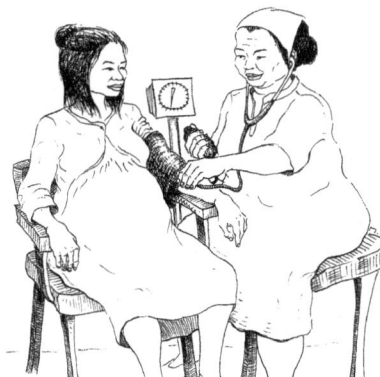

Una presión de entre 140 y 150 en el número arriba o de entre 90 y 100 en el número de abajo puede tratarse sin medicina. Recomiéndele a la mujer que descanse más y que se recueste de lado izquierdo. Las señas de problemas de salud más serios incluyen: dificultad para respirar, dolor en el pecho o una presión aún más alta. La presión alta en el embarazo puede ser seña de pre-eclampsia, una emergencia que puede llevar a un parto prematuro, sangrado, convulsiones e incluso la muerte. Busque ayuda lo antes posible.

¿Cuándo se considera muy baja la presión?

Una presión de menos de 90 (sistólica) y 60 (diastólica) es considerada presión baja. Algunas personas no tienen problemas con la presión baja. Pero si causa mareos o desmayos, puede que necesite tratamiento. La presión baja puede ser seña de deshidratación o de otros problemas y es importante encontrar y tratar la causa de la presión baja.

Cuando la presión baja muy rápido y hay otras señas como confusión, sudor frío o un pulso débil y rápido, puede ser una emergencia llamada choque. Tan pronto empiezan las señas de choque, empeoran muy rápido hasta que el cuerpo deja de funcionar completamente. Trate el choque inmediatamente para salvar a la persona.

Es importante medirse la presión

Cualquier persona con un medidor de presión arterial puede monitorear su presión de la sangre. En general las trabajadoras de salud miden la presión en cada visita, pero también usted puede medirla en una farmacia, en algún evento de promoción de salud en su comunidad o en su lugar de trabajo. Es importante que lleve un registro de los resultados para ver si cambian con el tiempo.

Si consigue un medidor de presión puede aprender a medir su propia presión en la casa. El equipo de medición puede ser compartido de forma segura entre las personas.

Fecha	Presión arterial
8 sep	100/61
12 oct	110/62
15 nov	90/58
10 dic	112/61
12 ene	110/70
9 feb	108/68

La presión alta nos advierte que se puede desarrollar alguna enfermedad del corazón o que ya las hay. Con el tiempo, la presión elevada daña los órganos y puede provocar ataques al corazón, insuficiencia cardíaca, derrame cerebral, enfermedad renal y daño en los ojos. Cuando usted pueda medirse la presión, podrá notar cómo el ejercicio y la comida saludable le ayudan a mejorar los resultados de la presión.

Cómo bajar la presión y proteger al corazón

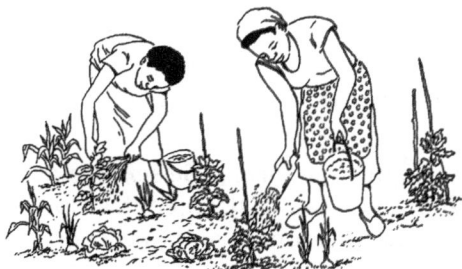

Coma muchos vegetales, frutas, legumbres y granos integrales en vez de alimentos procesados, fritos, salados, azucarados u otra comida chatarra. El capítulo, Alimentarse bien para la buena salud, tiene información sobre cómo comer una variedad de alimentos para una mejor salud y cómo comer bien con poco dinero.

Limite la cantidad de sal que consume. Lea las etiquetas de los alimentos para ver cuánta sal (sodio) contiene la comida enlatada y envasada antes de comprarla. La comida procesada tiene mucha sal aún si no sabe salada. Cocine sus propias comidas con alimentos frescos y sin sal. Condimente sus comidas con limón, ajo, cebolla y hierbas. La salsa de soya, cubito de sopa, saborizantes en sobre, salsa de carne, cátsup, alimentos al escabeche, y sal de ajo o cebolla tienen mucha sal para ser saludables.

Las pastas y sopas instantáneas, el caldo (consomé) y los saborizantes están llenos de químicos y sal (llamado sodio en las etiquetas). Todos estos ingredientes son dañinos para usted.

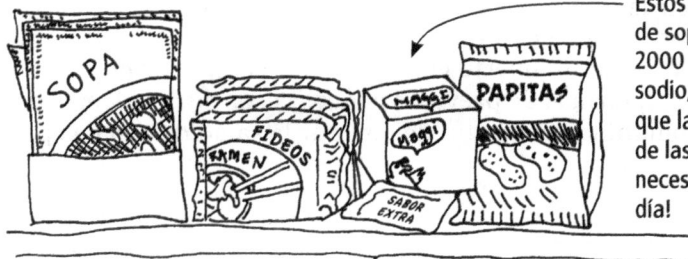

Estos cubitos de sopa tienen 2000 mg de sodio, ¡más sodio que la mayoría de las personas necesitan en un día!

Mantenga un peso saludable. Si tienen sobrepeso, bajar aunque sea unos kilos o libras de peso puede disminuir su presión. Algunas veces solo con comer menos alimentos con almidón (arroz, maíz, yuca) en cada comida, cocinar con menos aceite o dejar de consumir gaseosas como *Coca-Cola* y otras bebidas dulces, puede bajar de peso sin mucho esfuerzo. Si usa menos azúcar en su té o café cada semana, se acostumbrará a tomarlo menos dulce.

Deje de fumar. Fumar hace más probable tener un ataque del corazón o un derrame cerebral. Incluso dejar de fumar después de años puede mejorar la salud.

Limite el consumo de alcohol. Beber alcohol aumenta la probabilidad de tener enfermedades del corazón. Beber en exceso es beber 1 ó 2 bebidas alcohólicas al día.

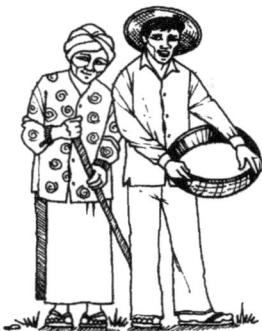

Las personas mayores que caminan todos los días y mantienen lo más posible sus actividades de la vida diaria, se sienten mejor y gozan de una mejor salud.

Mueva el cuerpo y haga algo activo todos los días. Muchas personas se sienten bien al caminar de forma rápida 30 minutos al día. Es más seguro y divertido caminar o hacer actividades con otras personas. Las actividades que las personas realizan en su vida diaria como cultivar la tierra o mantener un huerto, hacer limpieza y jugar con las niñas y niños al aire libre son buenas formas de mantenerse en movimiento.

Reduzca su estrés. Busque formas de sentir más calma. Trate varias actividades hasta encontrar lo que le funcione. Algunas personas calman el cuerpo y la mente con meditación, yoga, rezando u otras tradiciones. Otras se sienten mejor después de hacer ejercicio físico. También sirve construir relaciones con otras personas o grupos de personas con quienes pueda compartir sus sentimientos.

Reúnase con otras personas para mejorar su salud y la salud de su comunidad. Organice un grupo para compartir ideas y actividades que puedan contribuir a la salud. Para reducir la presión y las enfermedades del corazón en su comunidad, adapte ideas de la sección Acción comunitaria contra la diabetes (vea la página 27 de *La diabetes*). Por ejemplo, tener un huerto comunitario o compartir maneras saludables de preparar alimentos son formas de prevenir nuevos casos de problemas del corazón y sirven para unir a la comunidad con el fin de mejorar la salud de muchas personas.

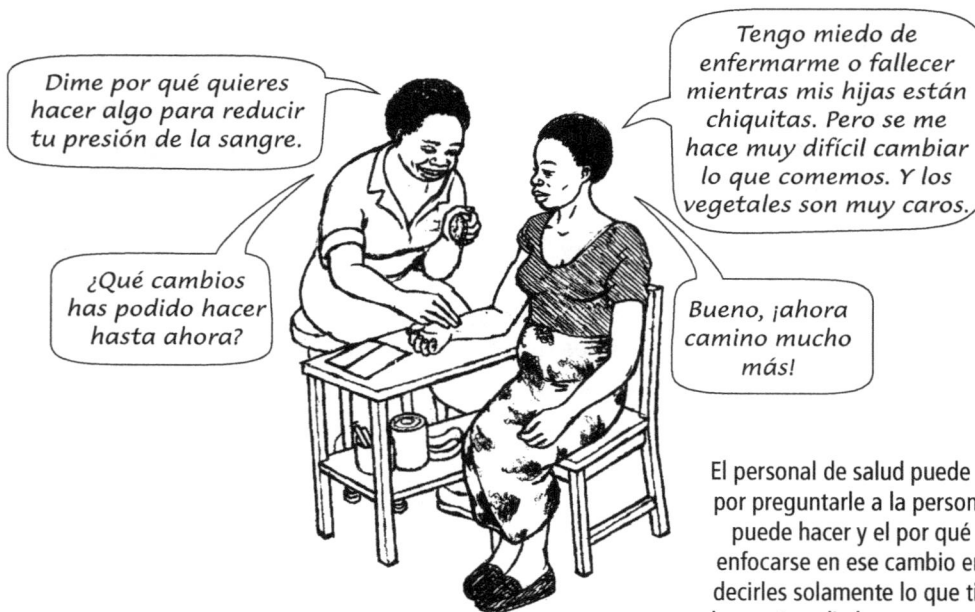

Dime por qué quieres hacer algo para reducir tu presión de la sangre.

¿Qué cambios has podido hacer hasta ahora?

Tengo miedo de enfermarme o fallecer mientras mis hijas están chiquitas. Pero se me hace muy difícil cambiar lo que comemos. Y los vegetales son muy caros.

Bueno, ¡ahora camino mucho más!

El personal de salud puede empezar por preguntarle a la persona lo que puede hacer y el por qué quiere enfocarse en ese cambio en vez de decirles solamente lo que tiene que hacer. A nadie le gusta que le digan qué hacer todo el tiempo.

Si tiene presión alta o un problema del corazón

Puede ser alarmante descubrir que tiene presión alta u otro problema del corazón. Pero al igual que con la diabetes, usted puede controlar sus problemas de la presión y del corazón para que no causen enfermedades o emergencias y usted se sienta mejor. Puede sentirse mejor si se mueve más y cambia lo que come, ya sea que tome o no medicinas para su problema del corazón. Descubrir que tiene presión alta, enfermedad del corazón o diabetes y saber que puede hacer algo para mejorar esas condiciones, puede sentirse como una oportunidad que abre nuevas puertas (vea la página 26 de *La diabetes*).

Es más fácil adaptarse a nuevas comidas o nuevas situaciones cuando toda la familia ofrece apoyo y hace los mismos cambios. Además, es mucho más sencillo hacer ejercicio y moverse más si hace planes con su familia y amistades, como salir a caminar o ir a bailar. Colabore con otras personas para reducir el estrés.

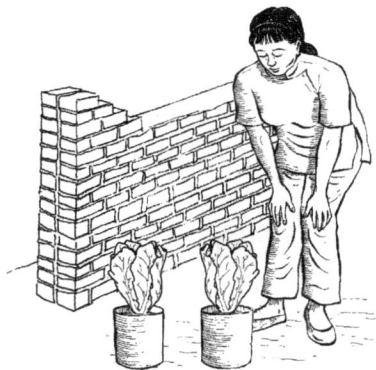

Tengo un patio pequeño donde cultivo vegetales.

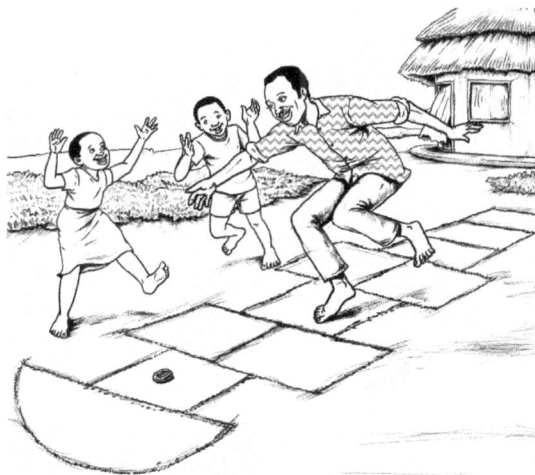

Juego con mis hija e hijo todas las tardes.

Las personas encuentran formas creativas para hacer más ejercicio
y comer más saludable. ¿Qué hará usted?

Cuidar de los adultos mayores en la comunidad

En su comunidad puede haber adultos mayores que necesiten de compañía y ayuda con su salud. Organizar reuniones donde ellos pueden participar ayuda a combatir los problemas del corazón, la diabetes y la soledad que pueden sentir las personas mayores.

Unas familias han vivido en Soweto, Sudáfrica por mucho tiempo. Pero los jóvenes tienen que dejar su hogar y a sus padres porque solo encuentran trabajo en otras ciudades lejanas. Con el objetivo de ganar suficiente dinero para sobrevivir, muchos en la comunidad arriendan espacio en sus terrenos para que las personas que migran de zonas rurales puedan construir habitaciones, una por cada nueva familia. Soweto ahora está saturado de gente y es más difícil verse con los vecinos. Los adultos mayores con problemas de salud como diabetes e hipertensión no salen de sus casas porque tienen miedo de la gente nueva. La pobreza, la soledad y el miedo los aleja de comer bien, de caminar a diario y de recibir servicios de salud. Cuando el personal de salud de la clínica local decidió ir de puerta en puerta, se dieron cuenta de estos problemas y comenzaron a invitar a los adultos mayores a reunirse en grupos. En poco tiempo, se comenzaron a reunir por su cuenta y a organizar caminatas grupales. Ellos caminan, platican, preparan su comida juntos y comparten celebraciones. El personal de salud sigue llevándoles medicinas pero se han dado cuenta que ahora necesitan menos medicamentos porque están haciendo ejercicio todos los días y disfrutando más su vida.

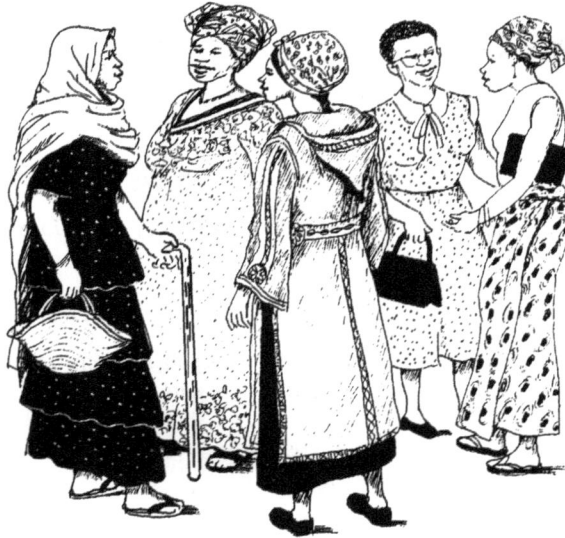

Las medicinas pueden bajar la presión

La comida nutritiva y el ejercicio mejoran la salud de la mayoría de las personas con presión alta. Algunas personas también necesitan medicinas para controlarla. Si además sufre de otros problemas de salud, tomar medicinas todos los días puede ayudar a prevenir emergencias de salud.

Existen muchos tipos de medicinas para la presión. Todas funcionan bien si se toman todos los días. Si las deja de tomar, la presión tiende a subir de nuevo. Cuando las medicinas son necesarias para tener una buena y larga vida, las personas pueden acostumbrarse a tomarlas todos los días.

Algunas medicinas para la presión pueden producir efectos molestos como tener que orinar muchas veces al día, diarrea, náuseas o tos. En vez de dejar de tomar la medicina, primero consulte a un trabajador de salud sobre otras medicinas que podrían funcionarle mejor. Pero si le sale sarpullido o inflamación, deje de tomar la medicina y consulte a su trabajador de salud sobre qué hacer.

Puede necesitar más de una medicina para controlar bien su presión. De ser así, es común que le recomienden tomar una medicina en la mañana y otra en la noche.

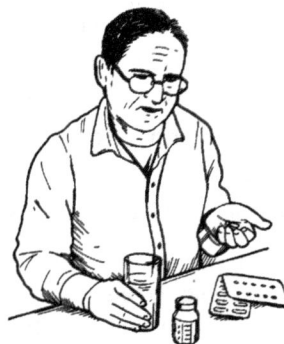

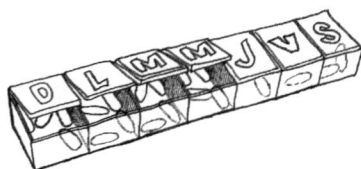

Un contenedor para pastillas de 7 días le ayuda a acordarse de tomarlas todos los días. Puede hacerse una. Rellénela una vez a la semana.

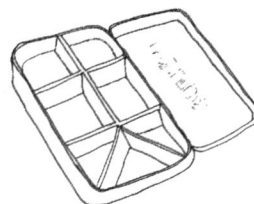

Los tipos de medicina para la presión alta más comunes son:

- Los **diuréticos (pastillas para el agua)** (página 29) como la hidroclorotiazida y la clortalidona. Causan que uno orine más veces. Así disminuyen la cantidad de líquido en el cuerpo y causan que baje la presión de la sangre.

- Los **bloqueadores de los canales de calcio** (página 30). Incluyen el amlodipino, el nifedipino, el diltiazem y el verapamilo. Previenen que los vasos sanguíneos se vayan cerrando lo que ayuda a bajar la presión de la sangre.

- **Los inhibidores de la enzima convertidora de angiotensina (IECA) y los antagonistas de los receptores de la angiotensina II (ARA-II)** (página 31). Algunos ejemplos son el captopril, el enalapril, el lisinopril y el losartan. Previenen que los vasos sanguíneos se vayan cerrando lo que ayuda a bajar la presión de la sangre. Ayudan a proteger los riñones y los usan personas con diabetes que también necesitan bajar su presión.

- **Los beta bloqueadores** (página 32) tales como el atenolol, el metoprolol, el bisoprolol y el carvedilol. Hacen que el corazón lata un poco más lento para que mueva la sangre con menos fuerza y baje la presión. Se usan en conjunto con diuréticos y otros medicamentos para tratar la presión alta.

Hay muchas otras medicinas para la presión alta menos comunes.

La aspirina y los problemas del corazón

La aspirina, que se usa para bajar la fiebre y reducir el dolor, también previene que la sangre se coagule. Las personas con ciertas condiciones del corazón pueden tomar una dosis pequeña de aspirina una vez al día para evitar ataques al corazón o disminuir la probabilidad de un derrame cerebral. Una dosis baja de aspirina viene en pastillas de 75 mg ó 81 mg. Si solo tiene tabletas de 300 mg ó 350 mg, puede usar la mitad de la tableta (o usar ¼ si la puede cortar en 4 partes).

La aspirina puede causar irritación en el estómago si se toma por muchos años. Una dosis baja de aspirina se les da a personas mayores a los 50 años y solo si tienen una probabilidad alta de desarrollar alguna enfermedad cardiovascular porque ya tuvo un ataque al corazón o un derrame cerebral.

SEÑAS DE ADVERTENCIA

No tome aspirina si tiene anemia, sangre en las heces, úlceras o si ha tenido una reacción alérgica a la aspirina. Deje de tomar aspirina si tiene:

- sangre en las heces
- heces oscuras y de mal olor
- palidez o cansancio extremo (fatiga)
- sarpullido, inflamación de la cara o el cuerpo o problemas para respirar. Estas son reacciones alérgicas comunes a la aspirina.

Si tiene alguna de estas señas de advertencia, necesitará de exámenes de sangre para ver si requiere de tratamiento.

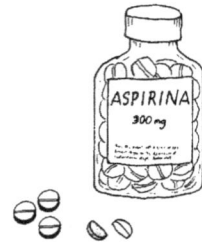

Si no consigue aspirina en tabletas de dosis baja, puede partir las tabletas de 300 ó 325 mg en 2 ó 4 partes. Tome una parte todos los días.

Algunas plantas medicinales pueden bajar la presión

Busque plantas para bajar la presión que crezcan en su región. Por ejemplo, las hojas de ortiga *(urtica dioica)* hacen que orine con más frecuencia y así reducen el líquido del cuerpo, lo que ayuda a bajar la presión. La flor de Jamaica (hibisco) ayuda a bajar la presión y puede encontrarse en varios lugares. Las flores y frutos del espino blanco o majuelo *(crataegus)* parecen mejorar los niveles de colesterol y bajar la presión, al aumentar el flujo de sangre en el cuerpo. Pero no debe tomarse durante el embarazo. Comer ajo y cúrcuma también ayuda a controlar la presión.

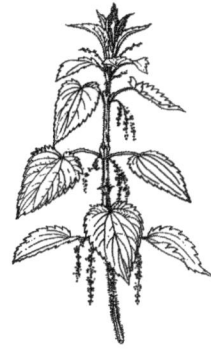

Muchas veces estas plantas medicinales son preparadas como té o extractos. Consulte a parteras, curanderos y personas de mayor edad en su comunidad sobre las plantas medicinales que se usan localmente, dónde se pueden encontrar o comprar económicamente, cómo se preparan y cómo usarlas sin que provoquen daño.

Al igual que con otras medicinas, tenga precaución al tomar plantas medicinales. Averigüe la cantidad correcta que debe tomar, si interactúa con otras plantas o medicinas y si es segura durante el embarazo. Algunas plantas medicinales pueden aumentar la presión, así que investigue si las plantas que ya toma por otra razón, están aumentando su presión.

Ni las plantas medicinales ni otros medicamentos le serán de mucha ayuda si no come de forma saludable ni hace suficiente ejercicio. Lo más importante es tener comida saludables, agua limpia, seguridad básica y una buena vida.

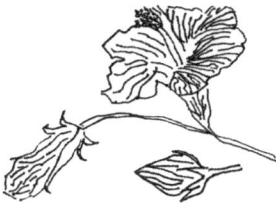

La ortiga contiene calcio, vitamina K, ácido fólico y otros nutrientes importantes que pueden ayudar a controlar la presión. Es segura durante el embarazo. ¡Pero cúbrase las manos al tocar las hojas o le quemaran la piel!

El hibisco es usado en todo el mundo para tratar la presión alta. Algunos nombres comunes para esta flor roja son rosella, rosa de Jamaica y flor de Jamaica. Prepare un té dejando las flores secas en remojo en agua caliente por 5 a 6 minutos. Tome un vaso de té, tibio o frío, 3 veces al día, todos los días por 5 a 6 semanas. Si continúa por más tiempo no hace daño. Es mejor tomar este té de sabor con poca o sin azúcar porque el azúcar empeora los problemas del corazón, la diabetes y otras condiciones.

El colesterol y el corazón

El colesterol es un líquido graso que contiene nutrientes que el cuerpo necesita. El cuerpo produce cierta cantidad de colesterol y obtiene el resto de lo que comemos. Pero mucho colesterol puede acumularse en las arterias y causar presión alta, ataques del corazón y derrame cerebral. El colesterol bloquea el flujo de sangre causando peligrosos coágulos de sangre e inflamación.

El colesterol se mide con un examen de sangre. Existen 2 tipos de colesterol:

- LDL o el colesterol "malo". Cuando se dice que una persona tiene colesterol alto quiere decir que tiene una cantidad o nivel de LDL muy elevado.
- HDL o el colesterol "bueno". Reemplaza el colesterol malo en la sangre y así protege al corazón de enfermedades cardiovasculares como un ataque de corazón o derrame cerebral.

Hay muchos factores que afectan los niveles de colesterol. Por ejemplo, el LDL (malo) aumenta a medida que las personas envejecen. Además, tener un LDL alto puede ser de familia. Muchas veces se puede disminuir el colesterol al:

- Reducir la cantidad y el tipo de grasa que come. En vez de freír las carnes y los vegetales, los puede cocinar a la plancha, al vapor, en agua o en el horno.
- Comer más frutas, verduras, legumbres y granos integrales porque contienen fibra que el cuerpo ocupa para reducir el colesterol malo.
- Bajar de peso. Tener sobrepeso no ayuda a bajar el colesterol.
- Hacer ejercicio. Estar mucho tiempo sentado no ayuda.

Tener el colesterol alto no causa molestias en sí. La única forma de saber si tiene colesterol alto es con un examen de sangre (perfil lipídico). Las personas con diabetes pueden tener más problemas con el colesterol.

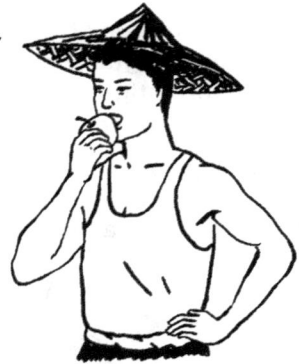

Qué hacer si tiene colesterol alto

El colesterol alto es más peligroso cuando ocurre con otras condiciones que dañan el corazón como tener presión alta, mucho estrés o diabetes. Todos estos problemas pueden mejorarse con una dieta saludable y más ejercicio (página 9). Pero si sus niveles de colesterol aún están altos después de hacer estos cambios, quizás deba tomar medicinas.

Las estatinas son un tipo de medicamento que hace que el cuerpo no produzca tanto colesterol y que elimine el colesterol LDL (el malo) de la sangre. Una de las estatinas más comunes se llama simvastatina (página 34).

Las estatinas también se les dan a las personas con diabetes o que han tenido un ataque al corazón o derrame cerebral. Para las personas que tienen estas enfermedades, las estatinas pueden ayudar a prevenir nuevas emergencias cardiovasculares.

No tome estatinas si está embarazada o cree que puede quedar embarazada pronto, ya que son dañinas para el bebé dentro del vientre.

Otros problemas del corazón

Latido irregular del corazón (arritmia)

Casi todos hemos sentido alguna vez que el corazón se nos acelera, latidos que nos palpitan por el pecho o, si nos dan un susto, que se nos vuelca el corazón. Estos cambios en los latidos del corazón se llaman latidos irregulares del corazón o arritmia. Son condiciones muy comunes, especialmente en personas mayores y por lo general no son dañinas. Pero cuando las arritmias ocurren frecuentemente, se consideran peligrosas y requieren tratamiento porque pueden afectar al corazón y causar otras señas.

Visite a su trabajadora de salud si a menudo siente palpitaciones (una sensación de agitación en el pecho o en el cuello), interrupción de los latidos o si aparece alguna de las siguientes señas:

- el corazón late muy rápido o fuerte
- fatiga
- mareos o sentirse aturdida
- desmayo o sensación de desmayo de vez en cuando
- dificultad para respirar
- dolor en el pecho

Algunas bebidas, medicinas o drogas pueden provocar o empeorar los latidos irregulares, incluyendo:

- la cafeína que se encuentra en el café, algunos tés y bebidas enlatadas o embotelladas
- la nicotina que se encuentra en los cigarrillos o en otros productos de tabaco
- el alcohol
- las medicinas para el resfriado y la tos
- los medicamentos antiarrítmicos. No es común que suceda pero algunas medicinas que se usan para tratar las arritmias, a veces ¡pueden causarlas! El personal de salud debe monitorear de cerca a las personas que toman estos medicamentos.
- las drogas como la cocaína, la marihuana y las anfetaminas

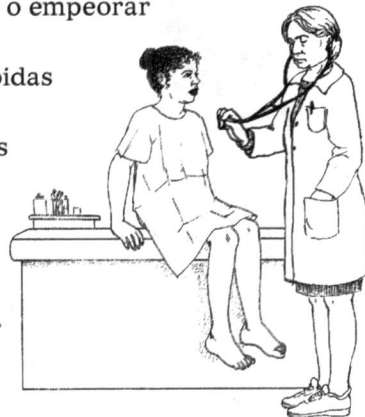

Si toma medicamentos para la arritmia y usa algunas de esas bebidas, productos o sustancias, debe decirle a su trabajadora de salud. Pueden causar problemas o provocar que las medicinas para la arritmia no funcionen como deben.

Dolor en el pecho (angina)

La angina es el nombre para el dolor o molestia en el pecho. Puede aparecer al estar más activo o emocional de lo usual y desaparece cuando se relaje. El dolor lo causa un vaso sanguíneo que está bloqueado o estrecho.

La angina puede sentirse como una presión o apretón en el pecho, en los hombros, brazos, cuello, mandíbula o en la espalda. A veces puede sentirse como indigestión. La molestia puede empeorar o también puede sentir falta de aire al caminar, sobre todo al subir cuesta arriba.

No todo el dolor de pecho es seña de problemas al corazón. A veces pueden ser problemas menos serios como acidez o indigestión. Tome un antiácido y si el dolor desaparece, es más probable que el dolor sea por problemas de la barriga (vea la página 12 del capítulo El dolor de barriga, la diarrea y las lombrices intestinales).

Ponga atención al dolor de pecho

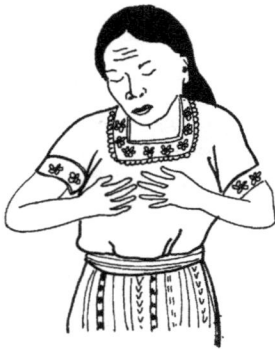

El dolor en el pecho puede ser seña de un ataque al corazón (vea el recuadro en la página 19), aunque no todos los ataques al corazón ocasionan dolor de pecho. También, puede ser seña de otras condiciones serias como infección del pulmón, bloqueo de los vasos sanguíneos en el pulmón (embolismo pulmonar) o la rotura de una arteria mayor.

El dolor de pecho puede ser seña de problemas del corazón por lo que se debe hacer los exámenes necesarios para descartar una emergencia. Algunos de los exámenes para el corazón incluyen: exámenes de sangre, radiografías y ECG (electrocardiograma). En el ECG se colocan cables en el pecho para medir cómo funciona el corazón. Ninguno de estos exámenes es doloroso. El tratamiento puede incluir cambios en lo que come, medicinas o cirugía dependiendo del caso.

Si algunas veces siente dolor en el pecho y ya sabe que no es una emergencia, tome nota cada vez que sienta molestias. Muéstreselas a su trabajadora de salud. Si ya toma medicinas para el corazón, esta información le será útil para saber qué tan bien están funcionando.

Incluya en sus notas:

- La fecha y número de veces que ha sentido molestias ese día.
- Cualquier cosa que haya sucedido antes del dolor, tales como si hizo ejercicio, si sintió emociones fuertes, si comió mucho o si estuvo en clima frío.
- Si el dolor fue leve, moderado o severo
- Cuánto duró el episodio y si descansar ayudó a que desapareciera

Los mismos cambios en alimentación y vida que ayudan a mejorar los problemas del corazón, también ayudan para el dolor de pecho: deje de fumar, coma menos comidas grasosas y frituras, deje de beber o beba menos alcohol y reduzca su estrés. El ejercicio es bueno pero si le duele el pecho cuando hace ejercicio, hable con su profesional de salud sobre qué tipo y cuánto ejercicio es seguro. Los medicamentos usados para la angina incluyen bloqueadores de los canales de calcio, beta bloqueadores, aspirina y un tipo de medicinas llamadas nitratos.

¡Un ataque al corazón es una emergencia!

Tanto hombres como mujeres tienen ataques al corazón. Si el flujo de la sangre al corazón está bloqueado por cierto tiempo, parte del músculo del corazón se empieza a morir.

SEÑAS

- Sentir presión, pesadez, ardor, dolor o una sensación intensa en el pecho.
- El dolor puede irradiarse al cuello, hombros, brazos, dientes o mandíbula
- La mayoría de las veces el dolor comienza de forma gradual pero algunas veces puede ser abrupto e intenso
- Dificultad para respirar
- Sudor
- Náusea
- Sentirse mareado

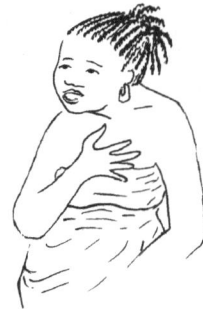

Dolor en el pecho es la seña más común de un ataque al corazón tanto en hombres como en mujeres, pero muchas veces las mujeres no sienten dolor de pecho. La mujeres sienten dificultad para respirar, cansancio, náusea, vómitos o dolor en la espalda o mandíbula.

Si cree que alguien está sufriendo un ataque al corazón, dele 1 tableta de aspirina de inmediato (300 a 325 mg). Pídale a la persona que la mastique y se la trague con agua. Incluso si no está seguro si la persona está teniendo un ataque al corazón, la aspirina no le hará daño. Si tiene, dé nitroglicerina disuelta bajo la lengua (página 35). La morfina también ayuda con el dolor y el miedo. Tranquilice a la persona y consiga ayuda.

¡Un derrame cerebral es una emergencia!

Si la sangre que se mueve por el cuerpo no logra llegar al corazón porque su flujo está bloqueado, el músculo del corazón se daña y puede provocar un ataque al corazón (página 19). Si el flujo de la sangre está bloqueado y no llega al cerebro o se revienta un vaso sanguíneo dentro del cerebro se provoca un derrame cerebral. En un derrame cerebral la sangre que lleva nutrientes y oxígeno al cerebro se bloquea y parte del cerebro deja de funcionar.

SEÑAS

- **Un lado de la cara caído.** Pida que la persona sonría y note si un lado de su cara está caído. Un lado puede estar entumecido y la sonrisa no será igual de ambos lados.

- **Debilidad del brazo.** Pídale que la persona levante ambos brazos ¿Siente un lado débil o adormecido? Si un brazo tiende hacia abajo es seña de debilidad a causa de un derrame cerebral.

- **Dificultad para hablar.** Las personas que tienen un derrame cerebral pueden tener problemas para hablar con claridad. Pídale a la persona que repita una frase sencilla para ver si suena diferente.

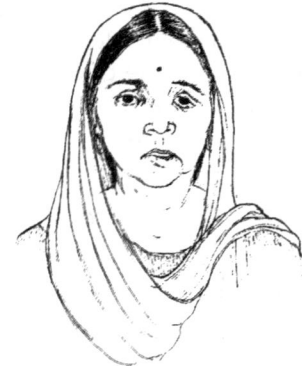

La persona que tiene un derrame cerebral puede notar otras señas como parálisis en alguna parte del cuerpo, adormecimiento u hormigueo, dificultad para caminar, visión borrosa, mareos, dolor de cabeza severo, dificultad para tragar o pérdida de memoria.

Cada segundo cuenta. Si cree que es un derrame cerebral, de inmediato lleve a la persona al hospital. En el hospital pueden dar tratamiento, especialmente en las primeras 3 horas del derrame cerebral, y pueden saber qué tan serias son las consecuencias.

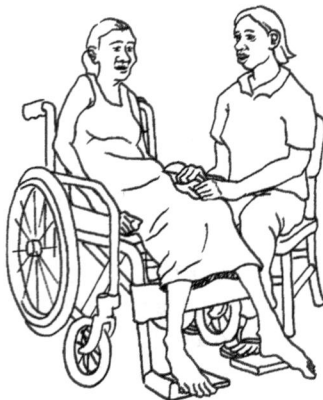

Después de un derrame cerebral, la terapia física y del habla puede ayudar a recuperar la movilidad del cuerpo y la capacidad de hablar de forma clara. El tratamiento también puede incluir medicinas para bajar la presión, tratamiento para la diabetes y aspirina u otras medicinas para prevenir coágulos. Después de un derrame leve, la persona se puede recuperar rápidamente. Pero un derrame leve es una advertencia que la persona necesita tratamiento para prevenir otro derrame que pueda causar daño más serio y duradero.

Insuficiencia cardíaca

La insuficiencia cardíaca es una condición en que el corazón está débil y mueve la sangre con muy poca fuerza. Esto hace que otros líquidos en el cuerpo no se muevan y se acumulen en los pulmones, piernas y en otras partes del cuerpo, causando debilidad. Sin tratamiento esta condición es mortal. Pero el tratamiento ayuda a mejorar la función del corazón, a sentirse mejor y aumentar los años de vida.

SEÑAS

- **Mucho cansancio y debilidad.** Cuando el corazón no late con suficiente fuerza no manda suficiente oxígeno a los músculos y usted siente más cansancio.

- **Dificultad para respirar.** Tener líquido en los pulmones hace que sea más difícil respirar. Puede tener dificultad para respirar, en especial cuando se acuesta a dormir en la noche y puede toser mucho. Su respiración puede tener un silbido.

- **Hinchazón (edema).** La hinchazón por la acumulación de líquidos puede ocurrir de un día para otro o a veces de forma gradual. Puede haber hinchazón en los pies y en los tobillos, por lo que la ropa y los zapatos pueden sentirse más apretados. Este tipo de hinchazón no disminuye al recostarse.

- **Hinchazón en el abdomen.** El hígado puede inflamarse y una trabajadora de salud puede sentirlo más grande durante un examen. El abdomen puede llenarse de líquido.

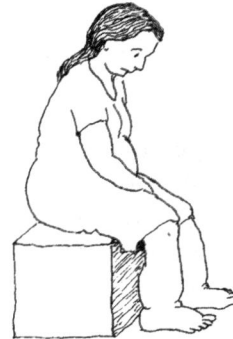

La hinchazón de piernas se llama edema y puede ser una seña de insuficiencia cardíaca.

- **Orinar más seguido.**

TRATAMIENTO

- Coma menos sal. Cocine sin mucha sal, no le agregue sal a la comida una vez que esté preparada y evite los alimentos enlatados y procesados y la comida chatarra, como las papas fritas. Las comidas procesadas tiene mucha sal (sodio) incluso cuando no son saladas.

- Hay medicamentos que ayudan a drenar el exceso de líquido en el cuerpo como las "pastillas para el agua" (llamadas diuréticos). Las personas que toman estas medicinas se benefician de comer plátano, naranja, limón o aguacate todos los días para reemplazar el potasio que algunos diuréticos sacan del cuerpo.

- Los beta bloqueadores como el metoprolol, bisoprolol y el carvedilol también se usan para tratar la insuficiencia cardíaca. Se inician en dosis bajas y se van aumentando de a poco, sobre todo si su presión de la sangre ya es baja. Consulte a su trabajadora de salud.

- Inhibidores ECA, como el captopril, el enalapril o el lisinopril también se usan para tratar la insuficiencia cardíaca. A algunas personas les da tos cuando toman estas medicinas y deben consultar a un médico para ver si hay otras medicinas que funcionen mejor.

Enfermedad reumática del corazón

La enfermedad reumática del corazón afecta más que nada a niñas y niños y a jóvenes. La causa es una infección por estreptococos que no fue tratada y resulta en una fiebre reumática (vea la página 21 del capítulo Problemas de la salud de los niños). La fiebre reumática comienza con dolor en las articulaciones, dificultad para respirar o dolor en el pecho y movimientos involuntarios. Necesita tratamiento con antibióticos de inmediato ya que sin tratamiento, la fiebre reumática causa infección y cicatrización de las válvulas del corazón. Esto hace que las válvulas se bloqueen y no funcionen bien, como una puerta que no abre lo suficiente. Los latidos son más débiles al igual que la persona. El daño permanente del corazón se llama enfermedad reumática del corazón. Si el daño de las válvulas no es frenado o reparado, la persona puede morir.

SEÑAS

- La persona joven no puede caminar 100 metros sin quedarse sin aliento.
- La niña o niño necesita dormir con 2 ó más almohadas, de lo contrario no puede respirar.
- Al usar el estetoscopio, el profesional de salud escucha un soplo cardíaco (el sonido que hace la sangre al moverse por la válvula dañada).

TRATAMIENTO

- La trabajadora de salud le inyecta penicilina benzatina G una vez al mes para prevenir que la infección vuelva y dañe más al corazón. Haga esto hasta que la niña o niño cumpla 18 años.
- Si el corazón está dañado, se sana a través de una operación sencilla (llamada valvuloplastía). En esta operación la válvula del corazón que está bloqueada se abre con un tubito delgado (catéter) que se inserta en una de las arterias que conduce hacia

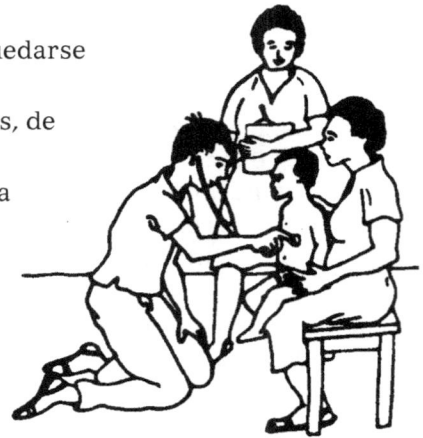

Trate las infecciones por estreptococos con antibióticos para prevenir la fiebre reumática. Si a una niña o niño le da fiebre reumática, necesita tratamiento cada mes para prevenir daño al corazón.

la válvula. La válvula se desbloquea al inflar un pequeño globito a través de esta. Si la enfermedad está más avanzada, se puede realizar una operación más complicada para repararla.

El embarazo y el parto hacen que el corazón trabaje más duro. Si una mujer que tuvo fiebre reumática o enfermedad reumática del corazón queda embarazada, la trabajadora de la salud deber examinar su corazón para ver si el embarazo sería peligroso para ella. Además, debe asegurarse que las medicinas para el corazón que tome no sean peligrosas en el embarazo. Es más seguro tener el parto en el hospital.

La enfermedad reumática del corazón ocurre en su mayoría en niñas y niños con desnutrición que viven en zonas rurales donde hay pobreza y poco o ningún acceso a agua limpia o saneamiento, medicinas y atención de salud. En los países donde han superado estas condiciones, aunque sea de forma parcial, la enfermedad reumática del corazón casi ha desaparecido.

Bebés que nacen con defectos de corazón

Los bebés que nacen con alguna malformación del corazón a veces fallecen justo después de nacer. Algunas malformaciones como un pequeño hoyito entre 2 partes del corazón a veces sanan sin tratamiento. Muchos defectos del corazón son problemas serios pero pueden ser reparados con operaciones o tratados con medicinas. Algunos países tienen programas especiales que ofrecen operaciones del corazón infantiles sin costo alguno.

SEÑAS DE QUE UN BEBÉ PUEDE TENER PROBLEMAS DEL CORAZÓN

- Respiración muy rápida
- No come bien
- Un latido muy rápido o muy lento

El trabajador de salud puede usar un estetoscopio para escuchar si hay un soplo cardíaco o un ritmo cardíaco muy rápido. Una radiografía puede servir para ver la silueta del corazón. También puede ser necesario un ECG, un examen que mide el patrón de los latidos del bebé.

Algunas veces los problemas cardíacos son encontrados en niñas y niños mayores o jóvenes. A menudo, la causa es un defecto del corazón o una enfermedad reumática del corazón que no fue tratada (página 22).

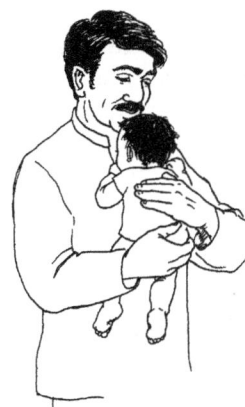

La pobreza y la inequidad dañan al corazón

Las vidas de las personas son más difíciles cuando tienen enfermedades del corazón, hipertensión y diabetes y cada día mueren más personas como resultado, tanto en países de bajos ingresos como en países con más afluencia. Estas enfermedades son causadas en su mayoría por sistemas económicos que aumentan la inequidad, empujan a las personas pobres a gastar más dinero para vivir y permiten que los alimentos no saludables y las bebidas gaseosas de marcas grandes sean más fáciles de conseguir y más baratos que los alimentos cultivados y preparados localmente. La pobreza obliga a la gente a vivir en condiciones de hacinamiento, con agua y aire contaminados, sin lugares seguros para caminar o jugar, lo que termina causando aún más problemas del corazón y diabetes. Vivir con estas enfermedades es peor para las personas que viven en pobreza y no tienen acceso a la atención de salud o medicamentos que necesitan.

La falta de equidad y oportunidades para mejorar nuestras vidas no solo es una injusticia, sino que también perjudica la salud. Nos ponen en situación de no comer bien, o no comer, a elegir entre un trabajo peligroso o no tener trabajo alguno, a ser desalojado de nuestros hogares o a enfrentar violencia doméstica. Y si luchamos por cambiar estas condiciones quizás enfrentemos violencia de la policía o el estado. Todas estas dificultades producen estrés. El estrés tiene que ver tanto con lo que sentimos — tristeza, preocupación, miedo — como también con cómo nuestros cuerpos reaccionan a situaciones difíciles.

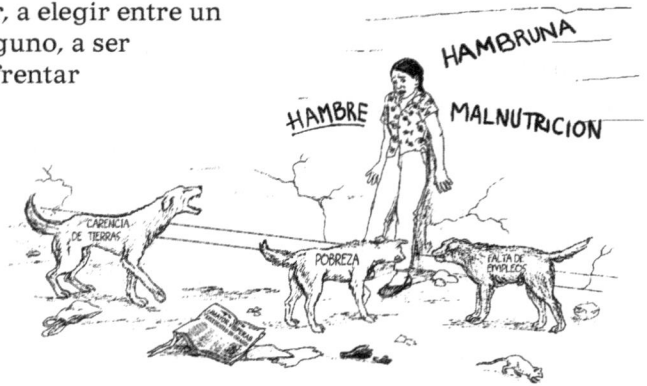

Las situaciones difíciles causan estrés

Cuando los problemas se acumulan, sentimos estrés. El estrés puede provocar una reacción física como que nuestro corazón lata más rápido, nos suden las palmas de las manos o sentir que nos desmayamos. Estos cambios ocurren por que el cuerpo libera sustancias naturales (hormonas) en respuesta a algo que nos asusta o preocupa. Por un lado, estas hormonas son necesarias porque le dicen al cuerpo ya sea que debe de correr de un peligro o pelear contra un ataque. Si el peligro que causa estrés desaparece, estas hormonas de estrés y sus efectos también desaparecen. Pero cuando las personas sienten estrés todo el tiempo, sus cuerpos no pueden recuperarse. Los efectos del estrés se van acumulando y estas personas se enferman más seguido. Aun cuando nos acostumbramos a vivir en situaciones difíciles y ya no nos fijamos que hay el estrés, puede dañar nuestros cuerpos.

El estrés puede parecer abrumante e interminable. El estrés de vivir en guerra, migrar a un nuevo lugar y no saber las costumbres ni el idioma, los problemas familiares o de relaciones, las dificultades en el trabajo o en la casa, el temor por la inseguridad, el racismo y la discriminación; Todo esto preocupa a la mente y desgasta al cuerpo. Hace que sea más difícil combatir infecciones y enfermedades y hace más probable que existan problemas de salud. Las mujeres y los hombres que sienten estrés de forma diaria son más propensos a tener problemas del corazón y diabetes en comparación a personas que viven con menos dificultades.

El estrés y las enfermedades que causa son el resultado de la injusticia y la inequidad. Luchar para mejorar estas condiciones es importante para mejorar la salud de todas y todos.

Luchar por el cambio, ayudar a otros y sentirnos mejor

Podemos reducir nuestro estrés cuando organizamos a nuestras comunidades para resolver el problema de la violencia contra la mujer, mejorar la educación para las niñas y niños, exigir equidad en servicios del gobierno o luchar a favor de las necesidades de nuestra comunidad. Esto no es fácil de hacer. Pero con paciencia y labor comunitaria se pueden lograr cambios importantes que mejoran la vida diaria. Vea los recursos de Hesperian, *Guía práctica para promover la salud de las mujeres* y *Guía comunitaria para la salud ambienta* y otros recursos que comparten ideas prácticas para mejorar la salud al trabajar en los problemas que enfrenta su comunidad.

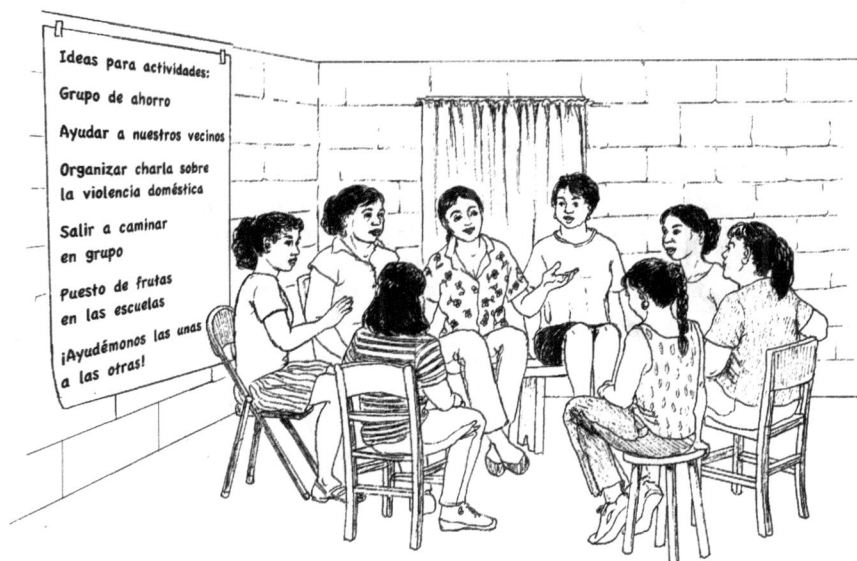

Ideas para actividades:
Grupo de ahorro
Ayudar a nuestros vecinos
Organizar charla sobre la violencia doméstica
Salir a caminar en grupo
Puesto de frutas en las escuelas
¡Ayudémonos las unas a las otras!

Luchar contra la pobreza, la discriminación, la violencia y el aislamiento ayuda a lograr mejores condiciones de vida y trabajos menos peligrosos. Trabajar por un cambio con otras personas nos hace sentir que tenemos más fuerza y somos parte de algo más grande y nos conecta con otros. Estos sentimientos ayudan a aliviar el estrés.

NO a la comida chatarra y SÍ a la comida saludable y al ejercicio

Tanto el gobierno como la comunidad deben averiguar por qué la gente no hace suficiente ejercicio, por qué es difícil encontrar alimentos frescos y nutritivos y por qué la comida chatarra está en todas partes y es tan barata. Una comunidad puede:

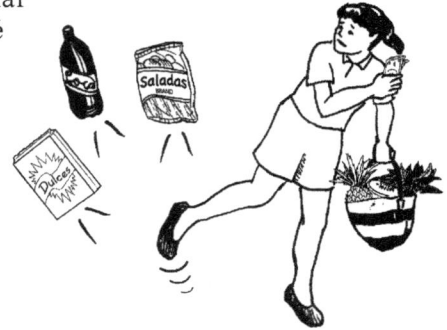

Ahorre su dinero para comidas nutritivas. Hay muchos alimentos que nutren al cuerpo pero otros solo nutren los bolsillos de las compañías grandes.

- Proponer el aumento de impuestos a cigarros y bebidas dulces como *Coca-Cola* para que las personas compren menos. Así menos personas tendrán problemas de sobrepeso, diabetes y enfermedades del corazón.

- Plantar un huerto en las escuelas para cultivar comida saludable. No dejar que los vendedores ambulantes vendan comida no saludable cerca de las escuelas. Esto cambia lo que los niños comen y también lo que están acostumbrados a comer.

- Proponer formas de reducir el número de vehículos y la congestión de tránsito para que sea más seguro caminar a la escuela, al trabajo y al mercado. Haga que sea más fácil y seguro hacer más ejercicio.

- Aumentar el acceso a parques y áreas donde las personas puedan hacer deportes, bailar, caminar o hacer ejercicio con otros.

Trabajar en conjunto por un cambio hace que las personas se sientan menos solas y estresadas, y a la larga esto beneficia al corazón.

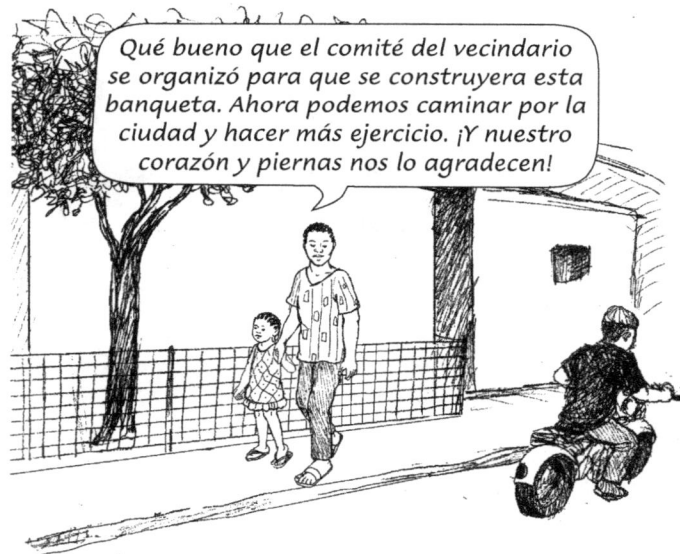

Qué bueno que el comité del vecindario se organizó para que se construyera esta banqueta. Ahora podemos caminar por la ciudad y hacer más ejercicio. ¡Y nuestro corazón y piernas nos lo agradecen!

Cóbrenle impuestos a las compañías que nos enferman

Muchos países le aplican impuestos a las bebidas azucaradas porque dañan los dientes, causan sobrepeso y conllevan a enfermedades del corazón y diabetes. El dinero de los impuestos se usa a menudo para financiar programas de salud o educativos. En México, las bebidas hechas por *Coca-Cola* y *Pepsi* son tan comunes que las toman hasta en el desayuno. Ahora hay tantas personas, incluso niños, con un sobrepeso peligroso en México que es el país con más personas con sobrepeso en el mundo, y la diabetes también va en aumento. Sin embargo, en el 2014 se implementó un impuesto sobre las bebidas azucaradas, y desde entonces cada año las compañías venden menos y los mexicanos son cada vez más conscientes de cómo la publicidad y los negocios dañan la salud.

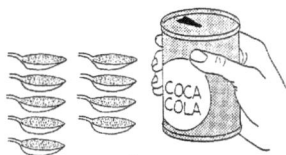

Una lata de *Coca-Cola* tiene más de 9 cucharadas de azúcar. ¡Una botella de 2 litros puede tener más de 70!

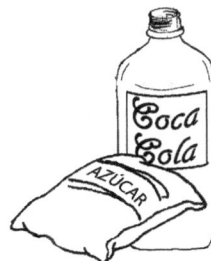

¡Cambiemos el mensaje!

Busque formas creativas para que las personas hablen y reflexionen sobre lo dañino que son los productos no saludables y sobre quiénes se benefician de su venta. Por ejemplo, atraiga la atención de la gente al cambiar la publicidad de un producto en una revista o cartel. Comparta una nueva idea, exponga la cruda realidad sobre el producto o haga que los lectores sientan lo opuesto a lo que la propaganda desea. Puede ser tan simple como que le cambie el lema a una publicidad y le tome una foto para compartirla con sus conocidos o en redes sociales. O que diseñe un meme (una imagen de internet con una leyenda) para promover la salud y la justicia social. El recurso de Hesperian *Guía práctica para promover la salud de las mujeres* tiene otras ideas creativas y colaborativas que puede adaptar para tomar acción y promover los temas de salud que sean más importantes en su comunidad.

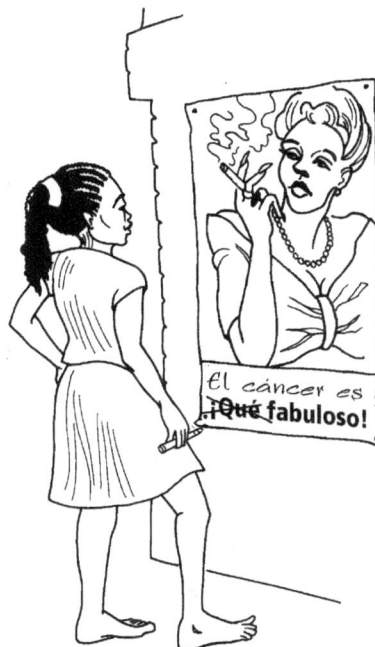

El cáncer es ¡Qué fabuloso!

Medicinas para las enfermedades del corazón

Tipos de medicinas para la presión

Las medicinas para la presión alta funcionan de forma un poco diferente para cada persona al igual que el problema del corazón de cada persona también puede ser distinto. Los profesionales de salud a menudo empiezan por dar dosis bajas para tratar la presión alta y los problemas del corazón y van ajustando la dosis de acuerdo a cómo funciona para esa persona y si la presión le disminuye lo suficiente. Otro medicamento se puede añadir al régimen o usarse en vez del primero que se dé. Cuando la presión se normaliza quiere decir que la dosis y el tipo de medicina o medicinas para su condición son las adecuadas. A esto se le llama que la presión está controlada o bajo control. Al iniciar el tratamiento se debe medir la presión cada cuantas de semanas.

Las trabajadoras y trabajadores de salud también deben poner atención a las molestias que una medicina puede causar y saber si las medicinas son fáciles de encontrar y su costo es apropiado. Si la persona deja de tomarlas por los efectos adversos o por el costo, el profesional de salud puede ayudarle a encontrar una solución.

Las medicinas más comunes para tratar la presión alta son:

1. Hidroclorotiazida (HCT) u otro diurético ("pastillas para el agua")
2. Amlodipino u otro bloqueador de los canales de calcio (sus nombres terminan en –dipino)
3. Captopril, enalapril u otro IECA (sus nombres terminan en –pril)
4. Losartan u otro antagonistas de los receptores ARA II (sus nombres terminan en –sartan)
5. Atenolol u otro beta bloqueadores (sus nombres terminan en –lol). Se utilizan junto con otros medicamentos para tratar la presión alta.

También existen medicamentos que combinan 2 medicinas en 1 tableta. Estas tabletas pueden ser más costosas que comprar las medicinas por separados, pero pueden ser más convenientes.

Importante ⚠

Pregúntele al trabajador de salud cuáles medicamentos pueden ser combinados. También averigüe la dosis correcta de cada medicina cuando la persona tiene otros problemas de salud, como por ejemplo insuficiencia cardíaca, colesterol elevado, diabetes o problemas renales.

Para personas mayores de 60 años se debe comenzar el tratamiento de presión alta con la menor dosis posible.

Si las medicinas no parecen estar funcionando revise si hay enfermedad renal, problemas de la tiroides, problemas o retos para tomar la dosis adecuada o si la persona está tomando otras medicinas o drogas.

Diuréticos (pastillas para el agua)

La hidroclorotiazida, la clortalidona, la espironolactona, la bendroflumetiazida, el triamtereno y la furosemida son diuréticos.

Los diuréticos pueden ayudar a los riñones a eliminar líquidos y sodio al hacer que la persona orine con más frecuencia. Con menos líquido en el cuerpo la presión disminuye. Algunos diuréticos también hacen que los vasos sanguíneos se ensanchen para reducir la presión sanguínea. Los diuréticos a veces se usan para tratar la hinchazón (edema) que ocurre cuando hay insuficiencia cardíaca pero solo si es posible monitorear con exámenes de laboratorio cómo afectan al cuerpo.

Efectos secundarios

Mareos, orinar con más frecuencia, dolor de cabeza, sed, calambres y dolor de barriga. La mayoría de las personas toman los diuréticos en la mañana para no orinar muchas veces en la noche.

Importante ⚠

Las mujeres embarazadas no deben tomar diuréticos a menos que su presión no se controle con otras medicinas.

Señas de peligro: sarpullido severo, problemas para respirar, hinchazón, dolor intenso en las articulaciones, en especial en los pies. Busque ayuda de inmediato.

Cómo se usa

Los diuréticos como la HCT, la clortalidona y la furosemida le quitan potasio al cuerpo. Coma a plátanos, bananos, naranjas, limones o aguacates a menudo para reemplazar el potasio. Si un examen de sangre muestra que tiene niveles bajos de potasio quizás necesite tomar pastillas de potasio. La espironolactona y el triamtereno ayudan a retener el potasio dentro del cuerpo. Algunas veces se usan en combinación con otros diuréticos para normalizar el potasio pero se deben tomar con precaución cuando se usan junto con los IECA o ARA II.

Los diuréticos también le quitan magnesio del cuerpo. Coma verduras de hoja verde, yogurt y semillas de calabaza para reemplazar el magnesio.

Revísese los niveles de potasio y la función renal con exámenes de laboratorio unas semanas después de iniciar los diuréticos y luego cada 6 a 12 meses si toma hidroclorotiazida e incluso más seguido si toma furosemida. La furosemida es un diurético potente y debe ser monitoreado de cerca.

HIDROCLOROTIAZIDA (HCT)

La hidroclorotiazida viene en tabletas de 25 mg y de 50 mg.

Para la presión de la sangre

➡ Adultos: La dosis inicial es de 12,5 mg, una vez al día en la mañana.

Después de unas semanas, mida la presión para ver si está controlada. Si es necesario, aumente la dosis a 25 mg al día.

No tome más de 25 mg en un día. Tomar más no le ayudará a bajar su presión, solo aumentan los efectos adversos.

Bloqueadores de los canales de calcio (BCC)

El amlodipino, el nifedipino, el diltiazem y el verapamilo son bloqueadores de los canales de calcio.

Previenen que el calcio entre en los vasos sanguíneos y el corazón, y así los vasos sanguíneos se relajan y la presión baja.

También se usan para el dolor de pecho (angina).

Las personas con diabetes pueden tomar bloqueadores de los canales de calcio.

Efectos secundarios

El amlodipino y el nifedipino pueden causar hinchazón en los tobillos. Comer menos sal y cosas saladas, ejercitar más y elevar las piernas disminuye la hinchazón. Si la hinchazón continúa, quizás deba cambiar de medicina.

Algunos efectos adversos leves son dolor de cabeza, sensación de mareo y dolor abdominal que pueden desaparecer después de una ó 2 semanas de tomar la medicina. Hable con su trabajadora de salud sobre cambiar la medicación si los efectos continúan.

Importante ⚠

No todos los bloqueadores de los canales de calcio se pueden usar durante el embarazo. Consulte a su trabajadora de salud.

Las personas con insuficiencia cardíaca y otros problemas del corazón no deben usar estos medicamentos.

Las personas que toman bloqueadores de los canales de calcio junto con estatinas (página 34) deben reducir la dosis que toman de estatinas.

Señas de peligro: sarpullido severo, dolor de pecho, desmayo, latidos irregulares, hinchazón de cualquier parte de la cara, boca, brazos o piernas. Busque ayuda de inmediato.

Cómo se usa

AMLODIPINO

El amlodipino viene en tabletas de 5 y 10 mg.

Para la presión de la sangre

➡ Adultos: La dosis inicial es de 5 mg, una vez al día.

Después de unas semanas, mida la presión para ver si está controlada. Si es necesario, aumente la dosis a 10 mg al día.

No tome más de 10 mg al día.

IECA y ARA II

Los inhibidores de la enzima convertidora de angiotensina (IECA) y los antagonistas de los receptores de angiotensina (ARA II) son 2 tipos de medicamentos que actúan de forma similar. Ambos se usan para bajar la presión, tratar la insuficiencia cardíaca y otros tipos de enfermedades del corazón, y ayudan a proteger los riñones en personas con diabetes.

Los IECA y ARA II bloquean la sustancia en la sangre que hace que los vasos sanguíneos se pongan tensos y estrechos. Cuando los vasos se relajan y ensanchan, la presión baja.

El captopril, el enalapril, el lisinopril son tipos de IECA. El losartan es un ARA II.

Efectos secundarios

Los IECA pueden causar una tos seca. Si le da tos seca, cámbiese a un ARA II como el losartan.

Otros efectos adversos: sarpullido, mareos, cansancio, dolor de cabeza, problemas al dormir y latidos rápidos.

Importante ⚠️

No le dé IECA o ARA II a mujeres embarazadas o que quieren quedar embarazadas porque son peligrosos para el bebé dentro de la matriz.

Evite dárselo a personas con enfermedad renal severa.

No tome ibuprofeno y otros medicamentos antiinflamatorios si toma estos medicamentos.

Señas de peligro: dolor de pecho, problemas al respirar o tragar, hinchazón de alguna parte de la cara, boca o piernas. Busque ayuda de inmediato.

Cómo se usa

Los IECA y ARA II aumentan los niveles de potasio en la sangre. Se debe hacer un examen unas semanas después de iniciar estos medicamentos para monitorear la salud de los riñones y los niveles de potasio. Esto es especialmente importante en personas con enfermedad renal leve. Si la persona además usa otros diuréticos como espironolactona o triamtereno, monitoree con precaución extrema los niveles de potasio.

CAPTOPRIL

El captopril viene en tabletas de 25 y 50 mg.

Para la presión de la sangre

➡ Adultos: Cuando se usa sin otros medicamentos para el corazón, la dosis inicial es 25 mg al día, dividida en 2 dosis (12,5 mg, 2 veces al día).

Después de algunas semanas, mida la presión de la sangre para ver si está controlada. Si es necesario, la dosis se puede aumentar a 50 mg al día, dividida en 2 dosis (25 mg, 2 veces al día). Y si es necesario, se puede volver a aumentar hasta 100 mg al día, dividida en 2 dosis (50 mg, 2 veces al día).

Si toma captopril con diuréticos o si la persona tiene más de 60 años, la dosis inicial es de 12,5 mg al día, dividida en 2 dosis (6,25 mg, 2 veces al día).

No tome más de 100 mg al día.

ENALAPRIL

El enalapril viene en tabletas de 2,5 mg, 5 mg, 10 mg y 20 mg.

Para la presión de la sangre

➡ Adultos: Cuando el enalapril se toma sin otros medicamentos para el corazón, la dosis inicial es de 5 mg, una vez al día.

Después de algunas semanas, mida la presión de la sangre para ver si está controlada. Si es necesario, la dosis se puede aumentar. A la mayoría de las personas les funciona una dosis de entre 10 a 20 mg al día. Cuando la dosis es de 10 mg o más, es mejor dividirla en 2 tomas al día.

Si el enalapril se usa con diuréticos, si la persona tiene sobre 60 años o si hay enfermedad renal leve, la dosis inicial es de 2,5 mg, 1 vez al día.

No tome más de 40 mg al día.

LOSARTAN

El losartan viene en tabletas de 25 mg, 50 mg y 100 mg.

Para la presión de la sangre

➡ Adultos: Cuando se toma sin otros medicamentos para el corazón, la dosis inicial es de 50 mg, 1 vez al día (50 mg una vez) o dividida a la mitad en 2 tomas (25 mg, 2 veces al día).

Después de algunas semanas, mida la presión para ver si está controlada. Si es necesario, la dosis se puede aumentar a 100 mg al día, ya sea que tome 100 mg, 1 vez al día ó 50 mg, 2 veces al día.

Si el losartan se usa con diuréticos, la dosis inicial es de 25 mg, 1 vez al día.

No tome más de 100 mg al día.

Beta bloqueadores

Los beta bloqueadores hacen que el ritmo cardíaco sea un poco más lento para que el corazón pueda trabajar con menos fuerza. Esto causa que baje la presión. Si se toman a diario, pueden bajar la presión y reducir el dolor de pecho (angina). Se usan muchas veces en conjunto con diuréticos u otras medicinas para bajar la presión. Algunos de los beta bloqueadores se usan para tratar la insuficiencia cardíaca.

El atenolol, el metoprolol, el bisoprolol y el carvedilol son beta bloqueadores.

Efectos secundarios

Cansancio, dolor de panza, dolor de cabeza, mareos, estreñimiento, diarrea, sentirse mareado.

Si estos efectos son leves, a veces desaparecen unas semanas después de iniciar el medicamento.

Importante ⚠

No todos los beta bloqueadores se pueden usar durante el embarazo.

Las personas con diabetes deben tener precaución al tomar bloqueadores si tienen episodios de baja de azúcar.

Los beta bloqueadores pueden empeorar el asma, así que las personas con asma los deben de usar con cuidado.

Los beta bloqueadores pueden hacer que el pulso baje. Si el pulso baja a 60 latidos por minuto o menos, debe reducir la dosis que toma.

Señas de peligro: dolor de pecho, problemas para respirar, un pulso bajo, hinchazón de las manos, pies o piernas.

Cómo se usa 🖐

Se debe iniciar a dosis bajas e ir aumentando la dosis de forma gradual cada 1 a 2 semanas. Si toma dosis altas de este medicamento y necesita dejar de tomarlas, debe irlas reduciendo de forma lenta en un período de algunas semanas.

ATENOLOL

El atenolol viene en tabletas de 25 mg y 50 mg.

Para la presión de la sangre

➡ Adultos: La dosis inicial es 25 mg al día, una vez al día.

Mida la presión unas semanas después de iniciar el tratamiento. Si es necesario, la dosis se puede aumentar por 25 mg, para un total de 50 mg al día. Mida la presión nuevamente y si es necesario, añada 25 mg más después de 2 semanas (75 mg al día, 1 vez al día) y en 4 semanas añada 25 mg más (100 mg al día, 1 vez al día).

No tome más de 100 mg al día.

METOPROLOL TARTRATO

El metoprolol tartrato es una medicina de acción rápida que se toma 2 veces al día. Es diferente al metoprolol succinato que es de acción prolongada.

El metoprolol tartrato viene en tabletas de 50 mg y 100 mg.

Para la presión de la sangre

➡ Adultos: La dosis inicial es de 50 a 100 mg al día, dividida en 2 dosis, 2 veces al día (25 a 50 mg, 2 veces al día).

Mida la presión unas semanas después de iniciar el tratamiento. Si es necesario, se puede añadir 50 mg más al día. Mida la presión de nuevo y si es necesario, vuelva a aumentar la dosis por 50 mg después de 2 semanas. La dosis usual es de 200 a 400 mg al día, dividida en 2 dosis, 2 veces al día (100 a 200 mg, 2 veces al día).

No tome más de 400 mg al día.

Estatinas

La simvastatina, la lovastatina, la atorvastatina y la pravastatina son estatinas.

Las estatinas hacen que el hígado produzca menos colesterol. El colesterol limita la circulación de la sangre y hace más difícil que el corazón la mueva por el cuerpo.

Las estatinas se usan para prevenir ataques del corazón y derrames cerebrales en personas que ya los han tenido. También, se usan para prevenir emergencias del corazón en personas con diabetes o problemas de salud que hacen más probable una enfermedad del corazón.

Las estatinas son muy útiles para las personas que tienen estos problemas severos. También las toman las personas con colesterol alto.

Hay estatinas de intensidad moderada (como la simvastatina) y estatinas de intensidad fuerte (como la atorvastatina) tomadas por las personas que tienen un mayor riesgo de un ataque al corazón.

Efectos secundarios

Las estatinas pueden producir dolor muscular. Cuando es leve y no en todo el cuerpo, la dosis se puede disminuir para reducir la molestia. Pero si el dolor es severo o si se siente en todo el cuerpo (como tener una gripe), deje de tomar la estatina y vea a su trabajadora de salud.

Son comunes los efectos adversos leves como el dolor de cabeza, dolor de panza o estreñimiento, y muchas veces desaparecen luego de que el cuerpo se acostumbra al medicamento.

Importante ⚠

Las estatinas no se deben de usar durante el embarazo o por mujeres que quieren quedar embarazadas.

Algunas estatinas no se deben combinar con otros medicamentos. En otros casos, se puede combinar si se modifica las dosis de alguna de ellas o ambas. Por ejemplo, las personas que toman amlodipino no deben tomar más de 20 mg de simvastatina. Asegúrese de decirle a su trabajadora de salud sobre todos los medicamentos que toma para que pueda evaluar posibles interacciones y, ajustar si fuera necesario, para tener las dosis correctas de cada medicina.

Señas de peligro: dolor muscular severo o en todo el cuerpo. Deje de tomar la estatina y vea a un profesional de salud.

Cómo se usa

Las estatinas se inician en dosis moderadas y se disminuyen en caso de efectos adversos. Es diferente a las medicinas para la presión donde se comienza con dosis bajas y se incrementan de forma lenta.

Funcionan mejor si se toman antes de ir a dormir.

SIMVASTATINA

La simvastatina viene en tabletas de 5 mg, 10 mg, 20 mg y 40 mg.

Para disminuir el colesterol en personas con alto riesgo cardiovascular

➜ Adultos: La dosis inicial es de 20 mg, una vez al día.

La mayoría de las personas toman de 10 a 40 mg al día. Cuando se toma junto con otras medicinas, la dosis efectiva de la simvastatina es menor. Es importante saber todos los medicamentos que toma antes de empezar a tomar simvastatina.

No tome más de 40 mg al día.

Medicinas para un ataque al corazón

Si cree que alguien está teniendo un ataque al corazón, dele 1 tableta de aspirina de inmediato (300 a 325 mg). Pídale a la persona que la mastique y se la trague con agua. Aún si no sabe con seguridad si la persona está teniendo un ataque al corazón, tomar aspirina no le hará daño. En camino al hospital, dele nitroglicerina si la tiene.

También puede dar morfina para el dolor y el miedo, y hará que sea más fácil para el corazón bombee sangre. Para más información de la morfina vea la página 85 del capítulo Primeros Auxilios.

Nitroglicerina (trinitrato de glicerilo)

La nitroglicerina se usa para tratar el dolor de pecho ocasionado por un ataque al corazón. Ayuda a ensanchar los vasos sanguíneos para que sea más fácil que el corazón bombee sangre.

Importante ⚠

No le dé nitroglicerina a personas con presión baja o que hayan tomado sildenafil (Viagra) en las últimas 24 horas. Esta combinación de medicamentos puede bajar de forma peligrosa la presión de la sangre y puede ser mortal.

Efectos secundarios

Puede causar dolor de cabeza severo, bochornos o mareos.

Cómo se usa

Si tiene mareos, la persona debe sentarse o acostarse, y no levantarse.

➜ Dé ½ pastilla (0,5 mg) disuelta bajo la lengua, no más de 3 veces, esperar 5 minutos entre cada pastilla. Si el dolor de pecho y otras señas desaparecen, no es necesaria otra tableta.

No mastique o se trague las tabletas. Como vaya disolviéndose la tableta bajo la lengua, sentirá un hormigueo o que arde un poco.

Otros libros de Hesperian–Guías de salud:

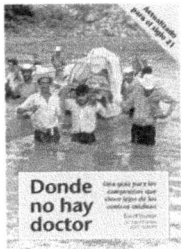

Donde no hay doctor.
Este manual de salud, el más utilizado en todo el mundo, incluye información práctica y accesible para reconocer y tratar enfermedades comunes junto con técnicas sencillas para promover la prevención de los problemas de salud. Fomenta la participación activa de cada persona y el bienestar de la comunidad. 520 páginas.

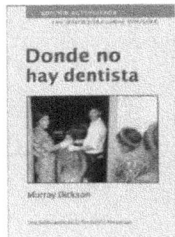

Donde no hay dentista.
Enseña a cuidarse los dientes y las encías utilizando dibujos y dinámicas. Resalta la salud oral y la buena alimentación, con técnicas de educación para la escuela y grupos. Incluye información detallada e ilustrada de cómo usar equipo dental, tapar muelas, sacar dientes y más. 248 páginas.

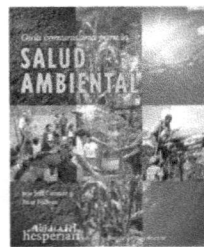

Guía comunitaria para la salud ambiental.
Para enfrentar la crisis global de la salud ambiental, en el hogar—como el manejo del agua, la basura, y los sanitarios—y en la comunidad como las sustancias químicas en la comida y la destrucción de los bosques. Información práctica para resolver problemas comunitarios con enfoque de la justicia ambiental. 640 páginas.

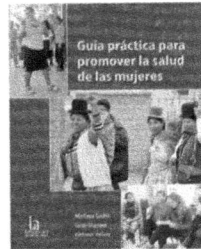

Guía práctica para promover la salud de las mujeres.
Repleta de dinámicas y estrategias adaptables que ayudan a facilitar diálogo y a tomar acciones para mejorar la salud de las mujeres, incluso donde los temas son sensibles por factores culturales y otros. 352 páginas.

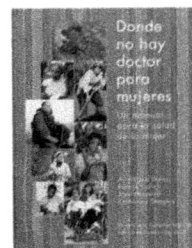

Donde no hay doctor para mujeres.
Explica cómo identificar y tratar los problemas de salud más comunes que afectan a las mujeres, los de salud general y reproductiva pero también los que viene de la violencia, las adicciones y el trabajo, entre otros. Además analiza cómo la pobreza, la discriminación y el machismo dañan la salud. Promueve acciones comunitarias a favor del cambio. 608 páginas.

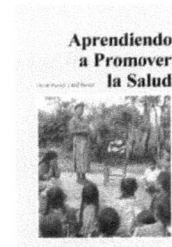

Aprendiendo a promover la salud.
Muestra cómo transformar la educación en salud y lograr resultados de manera creativa e inspiradora. Basado en la educación popular, incluye cómo usar el teatro y otras técnicas para promover la salud. 640 páginas.

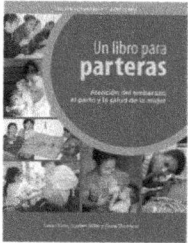

Un libro para parteras. Manual de capacitación y referencia para parteras, trabajadoras de salud y personas interesadas en la salud de las mujeres y sus bebés. Abarca la atención prenatal, del parto y posparto, las complicaciones obstétricas y la salud general. 544 páginas.

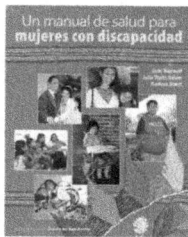

Un manual de salud para mujeres con discapacidad. Recurso práctico para superar las barreras que limitan el acceso a los servicios de salud para las mujeres con discapacidad y para mejorar su propia salud, autoestima y capacidad para participar en sus comunidades. Cubre temas de la salud general y reproductiva, tácticas para hacerle frente a la violencia y el abuso, y más. 416 páginas.

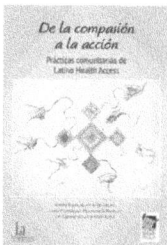

De la compasión a la acción: Prácticas comunitarias de Latino Health Access. Describe el innovador programa de promotoras y promotores de salud de Latino Health Access que responde a los problemas de salud en Santa Ana, California, desde la obesidad y la diabetes hasta la violencia y la marginación. Las estrategias y logros que comparten encenderán la esperanza de crear un mundo más saludable y justo. 288 páginas.

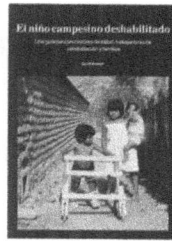

El niño campesino deshabilitado. Repleto de información sobre las discapacidades en la niñez, como la artritis juvenil y la parálisis cerebral, entre otras. Incluye descripciones detalladas para llevar a cabo la rehabilitación aun donde no hay atención especializada. Explica cómo hacer a bajo costo una variedad de aparatos de ayuda. El enfoque de todo es ayudar a las niñas y los niños con discapacidad a ocupar un lugar activo y respetado en la comunidad. 672 páginas.

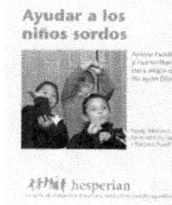

Ayudar a los niños sordos. Para quienes cuidan a las niñas y niños con sordera, incluye métodos de enseñanza, cómo hacer una evaluación auditiva, el desarrollo comunicativo y social. 260 páginas.

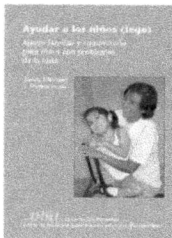

Ayudar a los niños ciegos. Con un lenguaje sencillo comparte actividades y métodos que ayudan a las niñas y los niños con problemas de la vista a desarrollarse y aprender, explorar y participar plenamente en sus comunidades. 200 páginas.

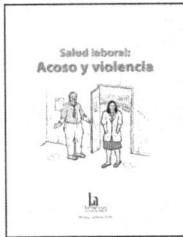

Salud laboral: Acoso y violencia. Estrategias para reconocer los diferentes tipos de violencia en el trabajo e inspirar esfuerzos colectivos para penalizar y prohibir el acoso y la violencia en el trabajo y en general. 28 páginas.

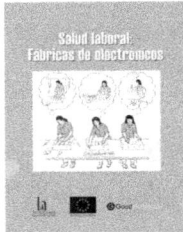

Salud laboral: Fábricas de electrónicos. Explica los peligros para quienes trabajan en fábricas de electrónicos. Cubre primeros auxilios, pautas para la discusión, historias para la acción y casi 100 fichas de químicos de uso común en la industria. 88 páginas.

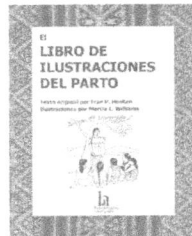

El libro de ilustraciones del parto. Guía sencilla pero sustantiva enfocada en los temas de la concepción, el embarazo, el parto y el amamantar. Tiene 34 fichas de cada etapa del proceso reproductivo para facilitar la enseñaza. 64 páginas.

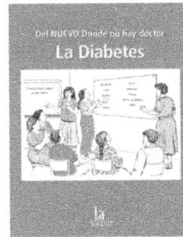

La Diabetes. Detalla los problemas físicos y sociales ligados a la diabetes y proporciona preguntas de discusión para grupos de auto-ayuda. Un recurso esencial y compacto para la promoción de salud. 44 páginas.

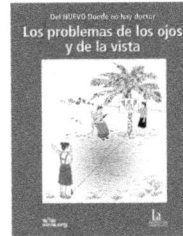

Los problemas de los ojos y de la vista. Los problemas de los ojos y de la vista es un recurso ilustrado y práctico para quienes trabajan en salud y toda personas que quiera aprender a reconocer, tratar y prevenir lesiones, infecciones y señas de daño en los ojos y la vista. Incluye un afiche 'E' para evaluar la vista. 44 páginas